DE L'UNITÉ DES STOMATITES

ÉTUDE PHILOSOPHIQUE

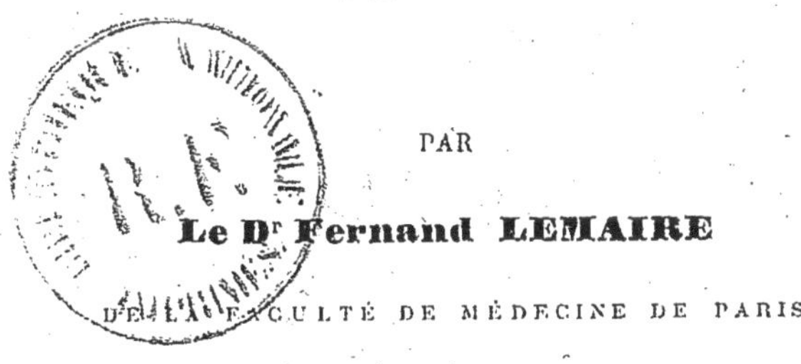

PAR

Le Dr Fernand LEMAIRE

DE LA FACULTÉ DE MÉDECINE DE PARIS

Chirurgien-Dentiste

Diplômé de l'École Dentaire de Paris.

Paris

ALFRED LECLERC, ÉDITEUR

19, Rue Monsieur-le-Prince

1904

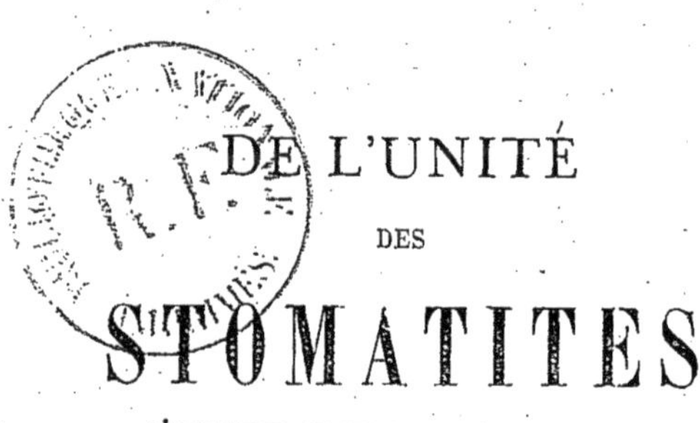

DE L'UNITÉ
DES
STOMATITES
ÉTUDE PHILOSOPHIQUE

DE L'UNITÉ DES STOMATITES

ÉTUDE PHILOSOPHIQUE

PAR

Le Dr Fernand LEMAIRE

DE LA FACULTÉ DE MÉDECINE DE PARIS

Chirurgien-Dentiste

Diplômé de l'École Dentaire de Paris.

Paris

ALFRED LECLERC, ÉDITEUR

19, Rue Monsieur-le-Prince

—

1904

AVANT-PROPOS

Nous adressons l'expression de toute notre reconnaissance à monsieur le Professeur Debove, doyen de la Faculté de Médecine de Paris, pour le grand honneur qu'il nous fait de présider notre soutenance de thèse. Nous ne pouvions mieux faire que de nous adresser au maître dont l'enseignement médical est toujours empreint d'un caractère philosophique.

Nous ne quittons pas sans émotion les hôpitaux et la Faculté où nous venons de passer dix ans de notre existence, pour entrer dans la vie médicale. — Car nous gardons un souvenir agréable de tous les maîtres dont nous avons fréquenté les services et suivi les leçons.

M. P. Reynier, notre premier maître, s'est tout particulièrement intéressé à nous.

M. Nélaton, M. Beurnier et M. Legueu nous ont initié à la grande chirurgie.

M. Descroizilles et M. Guinon nous ont facilité l'étude clinique des maladies infantiles.

M. Bar et M. Boissard nous ont permis de fréquenter assidument leurs services d'accouchements.

M. P. Thiéry, M. Tapret et M. E. Sergent ont fait en nous l'éducation du sens clinique.

Enfin nous avons rencontré dans nos services M. Terson chef de clinique ophtalmologique et M. L. Cocquelet, interne des hôpitaux, qui nous ont donné de bonnes leçons et de sages conseils : M. Terson nous a enseigné l'art si difficile du diagnostic des affections oculaires. — M. Cocquelet nous a donné des leçons pratiques de petite chirurgie, d'anesthésie et de gynécologie.

En dehors des hôpitaux, nous avons trouvé en la personne de M. Georges Petit, (médecin en chef du dispensaire antituberculeux du XIe arrondissement), un ami dévoué et un guide sûr pour la direction et l'orientation de nos études théoriques. Nous sommes heureux de lui dire ici : Mon cher maître, ad multos annos !

A MA FEMME

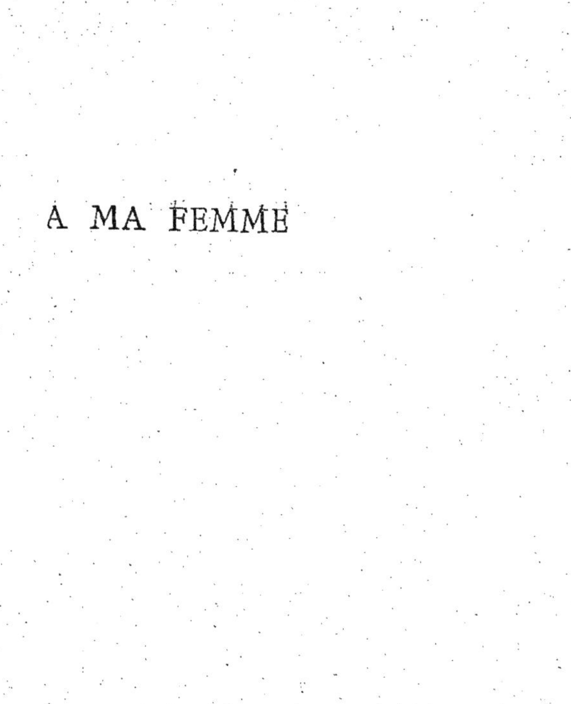

PRÉFACE

Ad os sanandum una via.

Cette devise nous a servi de ligne de conduite dans ce travail.

En considérant les diverses maladies inflammatoires de la bouche englobées sous le terme de « stomatites », avec leurs classifications, leurs descriptions si différentes, on peut se demander s'il s'agit d'entités morbides réelles ou apparentes.

Ces maladies sont assez connues aujourd'hui, les recherches et les travaux auxquels elles ont donné lieu sont assez nombreux (1), leurs phénomènes morbides ont été constatés assez de fois par l'observation, pour nous faciliter la recherche de la solution du problème.

A la lecture de ces travaux, de ces descriptions et des classifications conséquentes, l'esprit qui cherche à généraliser se trouve embrouillé par la multiplicité des faits et leur diversité : Stomatite érythémateuse. Stomatite des femmes enceintes. Stomatites mercurielle, phosphorique, etc.

Le besoin se fait donc sentir de grouper ces maladies suivant leurs ressemblances. On en tirera dans la suite des idées générales s'il y a lieu.

La méthode d'induction s'impose tout de suite à l'es-

---

(1) Voir la Bibliographie.

prit : elle seule permet de conclure des faits particuliers à quelque chose d'universel. — A pluribus singularibus universale aliquid concludens (philosophie-scolastique).

Or pour arriver à l'induction il faut soumettre les faits à un certain nombre d'opérations qui sont, d'après Stuart-Mill qui s'inspire du Novum Organum de Bacon : la concordance, la différence, les variations concomitantes.

Coordonner les faits ou les phénomènes, c'est les comparer dans les différents cas où ils se produisent (1). Si ces phénomènes peut-être différents sous tout autre rapport, présentent cependant partout et toujours une circonstance commune, cette circonstance peut être considérée comme la cause de ces phénomènes.

Par exemple, si la stomatite érythémateuse est toujours provoquée par le contact irritant du tartre et des micro-organismes qu'il contient avec la muqueuse buccale : On en conclut que le tartre est la condition invariable de l'inflammation de la muqueuse.

Autre exemple : la stomatite scorbutique et la stomatite ulcéro-pseudo-membraneuse, affections différentes, se manifestent toujours par les mêmes lésions : ulcérations, pseudo-membranes et sphacèle : On en conclut que ces ulcérations, ces pseudo-membranes et ce sphacèle concordent toujours avec les stomatites scorbutique et ulcéro-pseudo-membraneuse, sont symptômatiques de ces maladies.

L'épreuve de la différence des phénomènes est facile à résoudre : si nous supprimons la cause qui est ou paraît être la cause du phénomène stomatite, l'élément micro-

(1) Les stomatites de la Rougeole, de la Scarlatine, de la Dothiénentérie, etc.

organique, nous n'aurons plus de stomatite. C'est elle qu vient nous donner la véritable preuve de l'origine micro organique des stomatites : sublata causa tollitur effectus.

Reste l'opération des variations concomitantes. Elle consiste dans le cas présent à étudier les variations de la cause et à voir si le phénomène varie dans les mêmes proportions.

— Or l'intensité et la diminution des phénomènes de stomatite sont en proportion de la virulence et du nombre des micro-organismes sur un terrain physiologique préparé.

— Cette opération confirmera les résultats obtenus par les deux premières. On pourra dire que les micro-organismes sont l'agent des stomatites : donc l'intensité de l'effet varie avec l'intensité de la cause (1).

Tel est l'exposé de la méthode philosophique que nous avons appliquée à notre étude générale des stomatites. Elle justifie le titre de notre travail :

« de l'unité des stomatites ».

---

(1) Paul Janet — Tr. de Philos, 8e Edit. 1899. p. 471.

HISTORIQUE

Grisolle, un auteur bien oublié de nos jours, écrivait en 1852 dans son traité de pathologie interne :

« Stomatite est un mot de création nouvelle servant à désigner l'inflammation de la membrane muqueuse de la bouche ».

D'après l'élément anatomique atteint, la forme de la lésion et la nature des causes qui développent les stomatites, il en distinguait les variétés suivantes :

I. Stomatite érythémateuse.

II. Stomatite avec altération de sécrétion :

stom. diphtéritique et muguet.

III. Stomatite folliculeuse ou ulcéreuse.

IV. Stomatite mercurielle.

Il rangeait la stomatite gangréneuse à part, dans une étude des maladies de la nutrition, variété gangrène (1).

Depuis cette époque peu d'auteurs se sont occupés de la question des stomatites. Quelques noms seulement peuvent être cités, car ils marquent une étape, un progrès dans l'évolution scientifique de notre sujet.

Ce sont : Magitot. MM. L. Richard-Chauvin et Papot ; Th. Thomas et Lebedinsky, dont nous allons passer en revue les travaux et les classifications.

---

(1) Grisolle — Tr. de Pathol. int. T. I. p. 200. — T. II, p. 249.

Magitot (1) dans ses leçons (1877-79), sépare le premier la gingivite de la stomatite. Car il est évident, dit-il, qu'en dehors de quelques maladies générales graves (anémie, scorbut, fièvres éruptives) qui ont parmi les manifestations morbides certains états inflammatoires de la muqueuse buccale en général, le plus grand nombre des stomatites décrites par les auteurs sont toujours, primitivement, ou pendant toute leur durée, des gingivites proprement dites sans aucune extension au delà des limites des bords alvéolaires.

Il les divise en quatre groupes ; les gingivites traumatiques, essentielles, toxiques et spécifiques.

CLASSIFICATION DE MAGITOT

GINGIVITES	I. traumatiques.	avec dépôts charbonneux	gg. des fumeurs
		avec dépôts de tartre.....	gg. tartrique.
		de certaines industries. .	gg. des ouvriers verriers etc.
	II. essentielles (les plus simples et les plus franches).	superficielle.........	gg. simple.
		superf. localisée, érosion épithéliale....	gg. aphteuse.
		prof. suppurée du derme.............	gg. phlegmoneuse.
		prof. avec fongosités.	gg. fongueuse.
		profonde avec masses hypertrophiques...	gg. hypertrophique
	III. toxiques.	sous l'influence de certains médicaments ou poisons spéciaux.	gg. mercurielle. gg. iodique. gg. phosphorique. gg. cyanique. gg. fuchsinique. etc.
	IV. spécifiques.	ulcéreuse, épidémique	gg. ulcéro-membraneuse
		liée au scorbut.......	gg. scorbutique.
		liée à certain. pyrexies	gg. gangréneuse.
		liée à la grossesse....	gg. des femmes enceintes

(1) Magitot — Leçons sur la gingivite recueillies par le dr David in-*Gazette des Hôpitaux* 1877-79.

Ces leçons ont été résumées par V. Bontems. Thèse, Paris, (Parent), 1880.

En lisant cette classification (1) on peut se demander quelle en est la base. S'appuie-t elle sur l'anatomie pathologique, sur la clinique, sur les symptômes ou sur l'étiologie ?Autant de questions que nous ne pouvons résoudre.

Pourquoi Magitot classe-t-il la gingivite tartrique dans le groupe des gingivites traumatiques alors qu'il aurait pu la prendre comme le type des gingivites septiques ?

Dans le groupe des gingivites « essentielles » il nous décrit les formes cliniques que peut revêtir la gingivite, quelle que soit son étiologie.

Il classe la gingivite des femmes enceintes de A et D. Pinard (1877) parmi les gingivites spécifiques, « car elle est l'une des expressions morbides qui surviennent dans l'organisme maternel par le fait même de la gestation ». Or nous savons aujourd'hui qu'elle n'est autre chose qu'une gingivite septique, sans autonomie propre : elle doit son éclosion, sa fréquence et son intensité au contact du tartre dentaire avec un terrain physiologique appauvri par la gravidité (2).

MM. L. Richard-Chauvin et Ed. Papot ont publié en 1890 un travail très intéressant intitulé « La Gingivite. Essai de classification » (3)

Ils reprennent la classification de Magitot, lui donnent un peu de clarté en la modifiant, en lui reconnaissant comme origine une cause générale : c'est le tartre dentaire, regardé comme « la grande, la vraie et pour ainsi dire l'unique cause » de l'inflammation des gencives. « La vraie gingivite est la gingivite tartrique : toutes les formes,

---

(1) Diction. encyclop. Dechambre. Article Gencives. p. 254.
(2) Th. Thomas. — Loc. cit.
(3) Comm. repr. in Odontologie 1890. Avril. Mai. Juillet. id. broch. Paris. (Lecrosnier et Babé). 1890.

même toxiques, en sont plus ou moins tributaires ». — Exception faite pour la gingivite aphteuse. — Exception pour la gingivite ulcéro-membraneuse qui doit être étudiée avec les accidents de l'évolution vicieuse et la dent de sagesse ».

Voici leur classification :

I - Gingivite simple avec dépôt de tartre dur ou mou.

II — Gingivite à transformations ulcéreuse, fongueuse, hypertrophique ou phlegmoneuse.

« A ces deux catégories bien tranchées se rattachent d'autres gingivites « susceptibles d'appartenir à l'une ou à l'autre », savoir :

III — La gingivite des fumeurs, de certaines industries (verriers), des femmes enceintes.

Toutes ces affections sont étudiées en détail. Après la gingivite tartrique simple à dépôt dur ou mou, qui nous vaut un bon aperçu des localisations les plus fréquentes du tartre, nous trouvons la gingivite simple ou essentielle de Magitot, « caractérisée par un trouble circulatoire, accompagné d'une exhalation séreuse avec chute du revêtement épithélial ». — Puis c'est la gingivite ulcéreuse, « caractérisée par la chute du revêtement épithélial et la mise à nu du derme muqueux ». Enfin, les gingivites fongueuse, hypertrophique et phlegmoneuse.

Toutes coïncident avec la présence du tartre dentaire. — Toutes en sont plus ou moins la cause. Ce sont des « gingivites à transformations ». Cette classification se termine par

IV — La gingivite aphteuse, les gingivites toxiques (mercure, iode, phosphore, cyanol, fuchsine, etc.) ; les gingivites spécifiques (scorbut).

Ces gingivites sont encore la conséquence d'une cause

traumatique qui est l'action du tartre. « Plus le tartre se dépose profondément, plus la gingivite est grave, car elle peut subir toutes les transformations en partant de la plus bénigne pour arriver à la plus grave ».

Cette hypothèse de « gingivite à transformations » a été inspirée par l'observation clinique.

Malheureusement elle n'est point démontrée avec des preuves suffisantes. On n'a pas mis à contribution les connaissances scientifiques acquises déjà à cette époque : Cela nous explique pourquoi la gingivite aphteuse et la gingivite ulcéro-membraneuse sont reléguées à part.

Nous devions citer et analyser ce travail dans notre esquisse des classifications de la stomatite. Nous le faisons avec d'autant plus de plaisir que nos devanciers n'en ont rien dit.

Un an plus tard, en 1891, M. Th. Thomas dans sa thèse : « de l'antisepsie appliquée au traitement des affections parasitaires de la bouche et des dents », nous donne une nouvelle façon de concevoir le sujet.

Il englobe les affections inflammatoires de la bouche sous la dénomination commune de gingivo-stomatites. Il les divise en primitives et secondaires.

Aux gingivo-stomatites primitives il rattache :

1) — Les gg. stom. septiques microbiennes :

gg. stom. commune ou tartrique
— aphteuse
— ulcéreuse
— toxique
— gangréneuse.

2) — Le muguet d'origine mycosique.

Aux gingivo-stomatites secondaires il relie les gingivo-stomatites des fièvres éruptives et de la fièvre typhoïde, les gingivo-stomatites scorbutique, diphtérique, syphilitique. (1)

Cette classification repose sur l'étiologie, sur la marche de la maladie et sur son anatomie pathologique ; par conséquent elle nous donne des variétés d'une même maladie là où elles sont inutiles et nécessite des redites.

Ainsi par exemple la gingivo-stomatite ordinaire est citée dans trois chapitres différents (formes commune, ulcéreuse et gangréneuse). Or il s'agit pour nous de la même affection considérée à un degré différent de son évolution. (2)

Cette classification incomplète puisque l'auteur a négligé de mentionner les stomatites blennorrhagique et tuberculeuse déjà connues, n'est plus en rapport avec nos connaissances actuelles.

M. Lebedinsky dans sa thèse de 1898 intitulée « Les gingivo-stomatites et le polymicrobisme buccal » nous propose à son tour une nouvelle classification de la gingivo-stomatite en deux variétés : la variété spécifique et la variété septique.

C'est une classification que nous avions déjà vu ébaucher par M. Georges Petit dans son cours libre à la Faculté, année scolaire 1896-97.

I. Pour M. Lebedinsky la gingivo-stomatite spécifique n'est qu'une manifestation d'une maladie générale. Toutes les deux ont pour origine commune le même agent pathogène, connu ou inconnu.

Par conséquent les agents pathogènes des fièvres éruptives, du scorbut, de la syphilis ou de la tuberculose peuvent aussi bien provoquer des manifestations du côté de

(1) Th. Thomas — Th. Paris. 1890. p. 54.
(2) Lebedinsky — Th. Paris. p. 31.

la muqueuse buccale ; d'autant plus accentuées que le terrain physiologique épuisé est rendu plus favorable au développement de l'infection.

II. Le muguet, affection mycosique, forme une variété à part.

III. Sous le nom de gingivo-stomatite septique sont rangées toutes les infections primitives ou secondaires de la muqueuse buccale qui ont pour agent pathogène le polymicrobisme buccal, à savoir : les pyrexies, le diabète, le mal de Bright, la grossesse, les traumatismes, le tartre, le mercure, le bismuth, le bromure de potassium, etc.

Au point de vue étiologique la stomatite change de nom avec la cause : gingivo-stomatite brightique ou diabétique etc. — On ajoute la désinence *ique* à telle maladie ou à tel sel métallique (Cependant on dit *stomatite mercurielle* et non *stomatite mercurique*).

Au point de vue pathogénique on a toujours la même gingivo-stomatite septique polymicrobienne.

Donc, quelle que soit la cause de la maladie considérée, elle prépare un milieu favorable aux nombreux micro-organismes de la bouche en affaiblissant la muqueuse buccale.

L'action microbienne ne rencontrant plus de résistance de la part du milieu buccal, l'infection s'établit pour produire la gingivo-stomatite septique (1).

M. Galippe avait en 1890 soulevé le premier la question d'identité de toutes les gingivo-stomatites non spécifiques. M. Lebedinsky a repris le même sujet dans le but d'y apporter une contribution nouvelle. La classification partielle de MM. L. Richard-Chauvin et Papot se rapproche

(1) M. Lebedinsky. Th. p. 35-6.

plus qu'on ne croit de celle de M. Lebedinsky. Les auteurs de la première avaient bien pressenti la gingivite tartrique comme le point de départ de toutes les gingivites (qui ne sont en réalité qu'une stomatite partielle).

Cette gingivite tartrique, appelons-la gingivo-stomatite septique et nous aurons la stomatite type produite par M. Lebedinsky, ayant pour agent pathogène — le polymicrobisme buccal.

Quelle que soit l'étiologie : diabète, brightisme, grossesse, traumatisme, tartre ou mercure ; etc. Quelle que soit l'évolution : érythème, ulcération avec ou sans membranes, gangrène, etc. C'est toujours au point de vue pathogénique de la stomatite septique polymicrobienne dont il s'agit.

Pour nous le vieux terme de stomatite doit seul subsister. Il signifie en général l'inflammation de la muqueuse buccale, quelle qu'en soit l'origine.

Suivant sa localisation topographique la stomatite pourra être désignée sous les noms de gingivite, de glossite ou de palatite.

Quant au terme de gingivo-stomatite, nous pouvons le considérer comme une superfétation. Nous n'avions pas besoin d'un terme nouveau pour désigner.... la même chose. La gencive et la muqueuse buccale ne font-elles point partie du même territoire anatomique.

PROPOSITION

Qu'on nous permette de présenter à notre tour une nouvelle classification qui n'a pour but que de faciliter l'étude de cette affection : La stomatite peut à notre avis se diviser théoriquement en trois variétés : I. La variété spécifique. II. La variété septique. III. La variété toxique.

Première Variété. — La stomatite spécifique est primitive ou secondaire. Primitive, elle comprend les stomatites crémeuse ou aphteuse. Secondaire, elle embrasse les stomatites de la dothiénentérie, de la tuberculose, des fièvres éruptives, de la syphilis, de la blennorrhagie, etc.

Deuxième Variété. — Sous le nom de stomatite septique nous classons les stomatites tartrique, ulcéro-pseudo-membraneuse et gangréneuse.

Enfin dans la *Troisième Variété* nous comprenons les stomatites dites toxiques, provoquées par l'argent, l'arsenic, le bismuth, le bromure et les iodures, le mercure et le phosphore, etc.

Résumons cette classification en un tableau.

TABLEAU

STOMATITES

- I. spécifiques :
  - primitives
    - crémeuse.
    - aphteuse.
  - secondaires
    - dothiénentérie.
    - tuberculose.
    - fièvres éruptives.
    - syphilis.
    - blennorrhagie.
- II. septiques :
  - tartrique.
  - ulcéro-pseudo-membraneuse.
  - gangréneuse.
- III. toxiques :
  - Argent.
  - Arsenic.
  - Bismuth.
  - Bromures.
  - Iodures.
  - Mercure.
  - Phosphore.
  - etc.

On pourra se demander pourquoi nous donnons au muguet son ancienne dénomination de stomatite crémeuse et pourquoi nous la plaçons en tête dans l'ordre de notre classification ?

C'est que nous considérons le muguet comme une stomatite. Cette stomatite bénigne chez l'enfant bien portant, d'un pronostic sombre chez l'athreptique, le tuberculeux (1) arrivé à la période de consomption ou phtisie et le vieillard cachectique ne doit être considérée que comme un signe et non comme un effet. Son agent (Oïdium, saccharomyces, chlamydospore, aphtophora de Gruby, monilia, mycosis, entophyta ou syringospora de Chenley) n'exerce aucune influence personnelle sur l'organisme. Ce que nous savons de certain, c'est que c'est un micro-organisme qui trouve un milieu de culture favorable dans la muqueuse buccale en contact avec une salive acide. Ce micro-organisme se développe d'autant plus abondamment sur la muqueuse que cette dernière s'y prête par la diminution de son pouvoir phagocytaire et sa richesse en éléments microbiens. De cause différente, micro-organique, elle évolue donc comme toute stomatite à la faveur du locus minoris resistentiœ. Nil Filatow nous apprend que ses lésions buccales sont les mêmes, sont caractérisées par une hyperplasie de l'épithelium (1).

Sous ce nom de Stomatite les auteurs ont-ils entendu classer un certain nombre d'affections diverses qui se rencontrent dans la bouche, caractérisées par les quatre signes de l'inflammation : rubor. calor, tumor, dolor

(1) Voir la belle thèse de Pineau (Bibliographie.)

(1) Nil-Filatow-Diagn. et Sem. des mal. de l'Enfance. Paris. (Rueff). 1898. p. 81 (mycoses infantiles).

suivant l'expression de Celse (deux mille ans avant notre ère) (1).

Parmi les auteurs que nous citons : les uns n'y ont vu que des affections différentes n'ayant de commun que la localisation et le siège. Les autres se sont efforcés de leur trouver une filiation pathogénique.

Mais avec les derniers progrès de la pathologie générale, il s'est accompli des modifications dans la manière de concevoir les choses. Loin de compliquer à outrance, on s'efforce de simplifier les conceptions pathologiques. Essayons donc d'étudier les stomatites, non pas au point de vue de la description de leurs caractères, si connue, mais en général. Soumettons-les à la loi philosophique de l'unité de méthode (de l'induction) et nous en dégagerons une idée, une conception nouvelle.

Pour arriver à ce but nous n'avons qu'à revoir ce qu'on a dit déjà sur l'évolution de ces affections, à en tirer s'il est possible des idées générales et des conclusions aboutissant à l'unité des stomatites, en tenant compte de l'anatomie pathologique, de la clinique et de l'étiologie.

(1) Forgue Pr. de Pathol. ext. T. I, p. 1-22.

I. — DÉMONSTRATION
PAR L'ANATOMIE PATHOLOGIQUE

La stomatite quelle qu'elle soit, abandonnée à elle-même passe par une série de phases anatomo pathologiques répondant à l'intensité, au progrès de son évolution, à la fertilité du terrain.

Ces phases se succèdent toujours dans le même ordre. — Suivant que la stomatite s'arrête à l'un ou à l'autre de ces stades, elle prend pour nous un nom différent. Elle change de nom en changeant d'aspect.

Au début la muqueuse devient rouge et se tuméfie : c'est le stade érythémateux. Cette muqueuse peut être rouge, vernissée. Les phénomènes vasculaires peuvent être plus intenses, et on observe alors la teinte framboisée, comme dans les stomatites de la rougeole et de la scarlatine (1).

D'autres fois l'injection de la muqueuse s'accentue au point de faire apparaître les fines arborisations de son réseau capillaire (stomatite des fumeurs).

Cette congestion peut même s'accentuer juqu'à la rupture des vaisseaux : de là des suffusions sanguines. On peut alors observer des taches de purpura aboutissant à la stomatorrhagie. Ce phénomène ultime coïncide toujours avec l'altération du sang et celle des réseaux capillaires (stomatite scorbutique.)

La stomatite toujours livrée à elle-même franchit un degré de plus et nous présente alors les caractères du stade exsudatif. A cette période on trouve deux variétés : la variété pultacée (stomatite crémeuse) et la variété pseudomembraneuse. Dans la première le sang extravasé a dé-

---

(1) Lévy. — Séméiologie des stomatites, Art. Gaz. des Hôp. 1904, n° 63, p. 631.

terminé du gonflement et de l'œdème avec desquamation de l'épithelium. Dans la seconde il forme en plus de la fibrine, et l'épithélium se mortifiant peu à peu se détache sous forme de plaques blanches, puis jaunes.

Supposons maintenant que la muqueuse se divise par places en deux plans, l'épithélium et le chorion séparé de son revêtement par le liquide sorti par diapédèse et collecté : c'est la variété vésiculeuse ou bulleuse qui passe bien vite à la suivante, ou variété ulcéro-pseudo-membraneuse.

Nous voici arrivés au stade de l'ulcération dans lequel la pseudo membrane s'arrachant mécaniquement, dans lequel les vésicules en éclatant laissent apparaître le chorion ulcéré : sous l'influence du polymicrobisme buccal devenu d'autant plus virulent que se réduit la lutte phagocytaire et partant la résistance organique locale, ce stade d'ulcération arrive à son aboutissant naturel : la gangrène, le noma : l'ultimum moriens de la stomatite.

Ainsi donc au point de vue anatomo-pathologique, toute stomatite peut passer par trois stades ou degrés :

Stomatite du premier degré ou érythème.

Stomatite du deuxième degré ou exsudat.

Stomatite du troisième degré ou ulcération, gangrène.

On pourrait résumer sous une autre forme l'anatomie pathologique de la stomatite, quelle que soit son étiologie : on peut ainsi supposer le cas d'un malade qui suivant l'époque où il présente sa lésion buccale à l'examen de l'observateur, subit des diagnostics différents et des traitements variés — alors qu'il ne s'agirait en réalité que d'une seule et même affection vue à des stades différents de son évolution anatomo pathologique. (1)

(1) Cit. Georges-Petit-(Cours).

II. — DÉMONSTRATION PAR LA CLINIQUE.

Nous venons de voir que toute stomatite passant par les stades anatomo pathologiques « congestion, exsudation, ulcération » peut aboutir au terme ultime : la gangrène et le sphacèle.

Au point de vue clinique, la modalité (la manière d'être) de la stomatite varie suivant le stade de l'évolution auquel on considère la maladie. A chaque stade correspondront des symptômes différents.

Mais ce processus peut être modifié par des causes diverses inhérentes soit au sujet, soit à la maladie elle-même.

La bouche est de par son rôle et ses fonctions la cavité naturelle la plus exposée aux micro-organismes. En effet ils y sont apportés par l'air atmosphérique, les aliments et les boissons. C'est une porte de l'organisme ouverte à leur introduction, une cavité close admirablement conformée pour leur développement par la fragilité de ses tissus, les nombreux replis de sa muqueuse, les anfractuosités des dents, son humidité et sa température (38° centigr.)

De cette cavité où ils peuvent se développer si favorablement les micro-organismes sont versés dans l'organisme entier par le torrent circulatoire (sang et lymphe), par les mouvements d'inspiration et déglutition.

Tous les micro organismes possibles ont été trouvés, dans la bouche : pathogènes ou non pathogènes : mauvaise division, car ils peuvent passer tour à tour par ces deux états suivant les circonstances.

Les plus fréquents et les plus importants sont le streptocoque et le staphylocoque ; le bacille de Koch ; le coli bacille ; le bacterium termo (fermentations) ; les bacilles de Miller et de Choquet (cités à propos de la carie dentaire) (1) ; le leptotrix racemosa, etc. Ils forment ce qu'on appelle le polymicrobisme buccal.

Ceci dit, voyons maintenant quelles sont les causes qui vont modifier le terrain physiologique, modifier la maladie : en permettant aux micro-organismes d'exercer leur action destructive ou en les détruisant. C'est là l'objet de la clinique.

Ces micro-organismes produisent des fermentations qui aboutissent à la formation d'acides acétique, butyrique, lactique, etc. Ces derniers en précipitant les sels de la salive concourent à la formation du tartre dentaire.

Ce tartre est un amas de sels calcaires, de micro-organismes dont la classification est nulle car on y néglige le plus important : le bacterium termo, agent de la putréfaction. Dire comment se forme le tartre est bien difficile : Le problème de sa formation a soulevé une gerbe de théories parmi lesquelles on peut citer, très rapidement :

La théorie de Serre, 1830 : Le tartre est sécrété par des glandes en acini de la face profonde de l'épithélium gingival. Théorie renversée par M. Launois en 1900.

La théorie bisalivaire de A. Dumas : la salive acide précipiterait le tartre en devenant alcaline.

La théorie unisalivaire de Magitot : La salive deviendrait acide ou alcaline sous l'action des médicaments, du tempérament, des phénomènes ambiants. Ce changement d'état créerait le tartre.

(1) Choquet. Et. de qq. micr. de la carie dent. Comm. IIIe Congr. dent. internat. Comptes-rendus. T. I. p. 121-157.

La théorie de Schrott de Vienne 1869 connue sous le nom de théorie parasitaire : le tartre serait secrété par un microbe.

La théorie d'Hugenschmidt 1896 ou théorie chimiotactique : La salive est un antiseptique qui attire les leucocytes et favorise la phagocytose tant qu'elle est pure. Son rôle disparaît avec son altération.

La théorie microbienne de Galippe : Les microbes évoluent dans la salive avec ou sans oxygène en produisant du gaz carbonique : accaparement des acides, transformation alcaline, encapuchonnement des microbes dans les sels précipités des acides. Mais le mode de précipitation n'y est pas indiqué.

Le tartre dentaire est formé de sels de chaux, de magnésie, de fer, avec du mucus, des leucocytes, des cellules de la mue épithéliale et des micro organismes de toute espèce. Suivant sa richesse en eau de composition il est dur ou mou. Lorsqu'il est mou il exerce une action infectieuse : il s'amasse au collet des dents en triangle d'où il se faufile jusqu'au cément et même à l'apex. Lorsqu'il est dur il exerce une action infectieuse et mécanique : Il encapuchonne la muqueuse, la pique, s'insinue en elle. Or cette piqûre septique peut devenir le point de départ de phénomènes inflammatoires, le point de départ de la stomatite tartrique : la véritable stomatite dentaire, considérée par quelques auteurs comme une variété de la stomatite érythémateuse. Ce tartre détermine une compression particulière de la gencive au collet des grosses molaires, donnant naissance dans certains cas à la série des phénomènes morbides suivants : érythème, œdème, troubles circulatoires et nerveux, ulcération, phlyctène et gangrène. La nature du tartre paraît sans importance. Aucun rapport de quantité à qualité. Son effet dépend de sa richesse microbienne. L'étendue et la série des phénomènes pathologiques déterminés par lui varient suivant la nature du terrain et du tempérament.

L'insuffisance de la chimiotaxie, l'insuffisance de l'état d'acidité ou d'alcalinité de la salive ne sont que théoriques.

Si nous mentionnons de plus la salive qui pour M. Frey (1) ne possèderait aucun pouvoir bactéricide propre, nous aurons décrit ce qu'on appelle le milieu buccal, tel qu'il se rencontre le plus souvent en clinique.

La Pathologie générale et la physiologie nous montrent que la muqueuse buccale lutte de plusieurs manières contre le microbe : Elle oppose à son introduction un épithelium intact. Si le microbe a pénétré (2) dans le sang, le mouvement de ce liquide gêne le développement de l'agent infectieux. Les cellules des tissus prennent l'oxygène et les substances nutritives au microbe : c'est une guerre de concurrence vitale en faveur de l'organisme animal. Les humeurs et la muqueuse contiennent des substances albuminoïdes qui ont la propriété de tuer les microbes ou de gêner leur évolution, ce sont les propriétés bactéricides.

Enfin les cellules luttent en englobant les microbes, en leur faisant subir une digestion intra-cellulaire : c'est la phagocytose. Pour Metchnikoff deux ordres de cellules prennent part à cette lutte : les leucocytes sortis des vaisseaux par diapédèse ou microphages, les grosses cellules venant du tissu conjonctif et de la lymphe ou macrophages.

(1) Frey. Le terrain en odontologie (L'odontologie 15. I. 1904. p. 19).

(2) Moynac. Pathol. gén.

Viault et Jolyet : Physiol. Chap. Protoplasma et Cellule.

C'est au point inoculé par l'élément septique que s'engage la lutte entre les cellules de l'organisme et l'élément envahisseur : il en résulte une lésion locale dont le processus sera bénin ou critique.

Que le microbe pénètre dans l'organisme ou qu'il n'y pénètre pas, il secrète des substances toxiques qui sont absorbées et vont empoisonner l'individu : déterminant soit des troubles généraux, soit des désordres locaux (complications). L'infection agit donc par intoxication cellulaire.

Arrivés dans l'organisme ces microbes vont coloniser. — De là les localisations de la stomatite limitées à la gencive, au palais ou à la joue (la gauche de préférence). A la période ultime elles s'étendent à toute la bouche avec retentissement sur l'état général plus ou moins prononcé, pouvant aboutir même à la mort (noma) (1).

La Clinique au lit du malade où il faut oublier la pathologie théorique pour ne voir et ne raisonner que des faits, nous permet de constater que s'il n'y a qu'une stomatite, son aboutissant varie comme l'échelle thermométrique. Le résultat varie avec les circonstances, dont quelques-unes sont bien définies, savoir : Le nombre des microbes Leur virulence : ensemble des propriétés par lesquelles ils nuisent à l'organisme, variable avec l'origine du virus.

La porte d'entrée a son importance : une alvéole édentée prématurément au cours d'une stomatite intense passée inaperçue ou négligée, sera le point de départ de lésions infiniment plus graves, puisque le microbe sera de ce fait introduit dans le sang (septicémie, embolie possibles).

(1) Collet. Pr. de Pathol. int. 2e Edit. T. I. p. 357.

La clinique devra considérer les éléments de résistance du sujet envahi ; elle devra dans ce but considérer ses états diathésiques : syphilis, tuberculose, cancer, etc., qui vont se réveiller au point lésé. — L'Age : si la stomatite est toutes choses égales bénigne dans l'enfance et l'âge adulte, Coutemoine nous apprend que la stomatite ulcéro-pseudo-membraneuse peut être mortelle après quarante ans (1).

La clinique devra noter les maladies antérieures générales ou locales, les lésions subsistantes, les déformations acquises de la bouche (2).

Les microbes n'agissent que par les toxines qu'ils sécrètent. — Les dangers seront d'autant plus grands que la stomatite se déclare dans une bouche dont les émonctoires sont altérés. Règle également applicable à l'organisme tout entier.

Si ces toxines entravent la sialorrhée (3), ce qui empêche la salive d'entraîner avec elle le poison et supprime partant l'un des grands moyens de défense de l'organisme et de la bouche en particulier ; si par suite de la contraction des vaisseaux la diapédèse se fait mal, le processus sera considérablement favorisé.

Ces toxines déterminent les phénomènes généraux : Fièvre, troubles nerveux, troubles digestifs, etc.

Les causes prédisposantes générales et individuelles ont également leur importance ; si le sujet vit, travaille dans un endroit dépourvu de lumière naturelle éclairé au

---

(1) Coutemoine : la stom. ulc. membr. chez les personnes âgées (après 40 ans). Th. de Paris. (Derenne). 1881, Observ. I p. 28.

(2) Demelin et Bouchacourt : trois cas de torsion du maxill. infér. chez des nouv. nés. Comm. Soc. d'Obstétr. 7 juil. 1904.

(3) André. de la Sialorrhée. Th. de Paris. (Jouve). 1898.

gaz par exemple, dans un air confiné (sous-sol des grands magasins), dans un milieu contagieux (hôpital), dans une pièce restreinte où le cube d'air est insuffisant (bureaux) ; si le sujet n'est pas acclimaté au pays dans lequel il vient de tomber malade (grandes villes, service militaire) ; s'il souffre de peines morales (ennui, solitude), se nourrit mal, n'observe pas d'hygiène locale ou générale, il court le risque d'arriver au stade ultime de la stomatite ; la phlyctène, la gangrène par conséquent.

Si la bouche contractée par le trismus (1) rend impossible l'aération, l'antisepsie de la cavité, l'alimentation etc. les progrès de la stomatite seront plus rapides.

Enfin il faudra rechercher le mode de contage : c'est l'inoculation du virus par une carie dentaire (2), c'est un contage direct (stomatite conjugale, stomatite bleunorrhagique. etc.). C'est un contage indirect (brûle-cigarettes, brûle-cigares incriminés comme agents de propagation de la stomatite ulcéro-membraneuse ; ustensiles de cuisine (3) etc.

Il faudra enfin rechercher si le sujet fait usage du tabac : la fumée du tabac possédant la propriété d'irriter la muqueuse et pouvant très bien être pour cette raison le point de départ de tous ces phénomènes morbides.

Toutes ces considérations cliniques permettent d'expliquer pourquoi la même cause déterminera chez l'un une

---

(1) Duchateau. Constrict. perm. des machoires de c. dentaire Th. Paris. (Derenne). 1883, N° 341.
Briton — Conscritc. perm. des mâchoires. Th. Paris. (Jouve). 1892.
Manasse — Traitt. opér. du trismus cicatr. (voir l'exposé) comm. soc. de Méd. Berlin. 15-6-1904, in Presse méd. du 27-7-1904.

(2) Pierre Sébileau — diff. formes de la septic. buccale. art. Presse méd. 2 Fév. 1901 (dernier alinéa).

(3) Bergeron E. J. De la stom. ulc. des soldats Paris. 1859. (Labbé.) 252 p.

stomatite grave ulcéro-pseudo-membraneuse et chez l'autre une simple forme érythémateuse. Elles permettront d'identifier la stomatite dite des fumeurs, la stomatite dite des femmes enceintes, celles du diabétique, de l'urémique, du brightique, celle du tapissier (corps étrangers : clous) qui ne sont que de simples manifestations locales d'un état général : manifestations dues à une cause inappréciable souvent, mais d'origine locale, surtout liées aux modifications du milieu physiologique buccal.

Nous rapportons ici une observation qui vient à l'appui de notre théorie.

OBSERVATION :

Nous avons observé, dernièrement, un cas de stomatite gonococcique, dont le diagnostic étiologique, qui nous fut imposé, comportait de réelles difficultés.

Le sujet de cette observation, un homme de 30 ans, vint nous consulter pour une affection inflammatoire de la cavité buccale ; il présentait à l'examen le syndrome d'une stomatite à forme érythémato-squameuse, mais la nature étiologique de cette affection ne put être définie. La langue était le siège d'une glossite très marquée, avec tuméfaction, et enduit épithélial dont le grattage laissait à nu une série d'ulcérations superficielles ; ces symptômes se retrouvaient dans toute l'étendue de la muqueuse buccale, mais plus marqués sur la langue et du côté gauche.

Le lendemain les symptômes s'étaient aggravés : douleur généralisée sans caractère spécial, exagérée par le contact, mastication impossible, fétidité repoussante. Température : 38°. Pouls : 100. Pas de symptômes rénaux, rien d'anormal dans les urines. Ni diabète, ni hydrargyrisme. Les ganglions sous-maxillaires sont tuméfiés et douloureux.

Le malade nous dit s'être livré à un coït buccal ; il nous prie d'examiner la personne qui a pu le contagionner.

L'examen des organes génitaux de la femme suspecte, ne nous permet pas de conclure à l'existence de la blennorrhagie, car, sauf un léger écoulement utérin coïncidant avec une antéflexion de cet organe, on ne peut constater aucun des signes classiques : douleur à la miction, écoulement uréthral, adénopathie, etc...

Dans le doute et devant la nécessité de faire un diagnostic positif, nous décidâmes de faire un examen bactériologique, et dans ce but, nous prélevâmes deux échantillons, l'un par raclage de la langue, l'autre en recueillant, sur plaques stérilisées, un peu de l'écoulement utéro-vaginal.

Dans le premier échantillon, le micrococcus gonorrhœ a été facilement retrouvé et reconnu à ses caractères principaux : la décoloration rapide par le liquide de Gramm-Nicolle, son siège intracellulaire, son aspect réniforme. Le micrococcus était encapsulé, en diplocoque, dans les cellules dentelées de la couche profonde de l'épithélium buccal.

En revanche, dans le deuxième échantillon, malgré plusieurs recherches faites en commun avec M. Villars, nous n'avons pu retrouver trace de microbe de Neisser.

Dans les deux cas, les essais de culture sur sérum gélosé, restèrent sans résultat.

Il était donc impossible de considérer la femme suspecte comme étant la cause de la stomatite dont la nature blennorrhagique s'imposait cliniquement et bactériologiquement.

D'un autre côté, il n'y avait pas à suspecter la bonne foi du sujet qui cherchait lui-même à s'éclairer et nous affirma n'avoir pas eu de rapport semblable ni d'aucune sorte depuis un mois environ ; enfin, il avait constaté, six jours après le coït *ab ore*, l'apparition d'une douleur qui avait précédé le début de l'affection ainsi que l'engorgement ganglionnaire.

Que conclure ? La femme suspecte avait eu la blennorrhagie il y a six ans et le malade il y a dix ans. Chez elle, les symptômes n'avaient eu aucune gravité, tandis que chez le sujet la blennorrhagie s'était compliquée d'un bubon suppuré et d'épididymite ; de plus l'écoulement avait duré sept mois, puis il avait eu une arthrite mono-articulaire très rebelle qui le fit réformer du service militaire.

On pourrait admettre comme pathogénie plusieurs théories ;

Ou la stomatite blennorrhagique n'était qu'un retour d'une infection gonococcique généralisée.

Ou la gonorrhée de la femme avait déterminé chez elle un état de microbisme latent, comme dans les expériences de Schnitzler de Vienne, susceptible de reproduire un jour une poussée aiguë, sous l'influence d'une irritation ou d'une inflammation localisée, ou à la faveur d'une porte d'entrée, ou d'un terrain prédisposé. » (1)

Ce qui nous ramène à la théorie uniciste des stomatites, qui, quoique de cause générale, ne prennent naissance que sous l'influence d'une cause locale. (2).

---

(1) M. Georges Petit. La stomatite blennor. art. Indép. méd. 13. XII. 1899. Page 394. Observation extraite de cet article,

(2) Conclusion de l'Auteur.

III. — DÉMONSTRATION
Par l'Etiologie

Nous allons pour la commodité de l'exposé de notre sujet terminer par la recherche de l'étiologie.

La pathologie générale nous apprend encore que les maladies ont pour causes : les traumatismes, l'infection, l'intoxication, les troubles nutritifs, la réaction nerveuse.

Au point de vue buccal il faut considérer dans cet ordre d'idées les causes locales irritantes : la carie dentaire, les vieilles racines, le tartre, les lésions provoquées par les appareils de prothèse défectueux, négligés ou mal entretenus, l'influence locale du tabac, de l'alcool, les corps étrangers de la bouche (poussières atmosphériques, anthracose gingivale, etc.), les accidents de l'évolution dentaire (1) (dent de six ans et dent sagesse), les accidents et les négligences opératoires, les lésions buccales de toute nature (brûlures, plaies etc.)

---

(1) Abadie — Acc. de la première dentition. Th. Paris. (Drouin au Mans) 1885. N° 195.

Frey — Monographie de la dent de six ans. Th. Paris. (Soc. d'Edit. scient). 1896.

Monier — Contr. à l'ét. pathogén. des infect. dent. Th. Paris. (Steinheil) 1904. etc.

Inutile de reprendre toutes ces causes en particulier : Toutes ne doivent leur importance qu'à la présence du polymicrobisme buccal. Les étudier séparément serait s'exposer à des redites inutiles.

Néanmoins, imaginons-nous quelle peut être la valeur de l'alimentation d'un individu pourvu d'une bouche où se rencontreraient tous ces phénomènes (et le fait est commun !) et nous aurons trouvé la cause de bien des affections locales (affections des amygdales, de la langue et de la gorge etc.) ; et nous saurons comment expliquer l'anémie et la déchéance physique de l'organisme de notre sujet.

Mentionnons enfin les causes toxiques. Qu'il s'agisse de sels de mercure, de plomb ou d'arsenic, de fer, de potasse ou de bismuth (Pouchet), le résultat est le même. Ces sels viennent affaiblir encore le terrain physiologique épuisé et réveiller un polymicrobisme latent qui se manifestera par une révolution d'autant plus grave qu'il y aura moins d'obstacles à son essor.

THÉRAPEUTIQUE

La théorie unitaire de la stomatite que nous venons d'exposer et de démontrer par l'anatomie pathologique, la clinique et l'étiologie, exerce également son influence sur la thérapeutique.

De même que la stomatite est toujours le résultat de l'action d'un micro-organisme, de même la thérapeutique doit n'être employée que dans un seul but : combattre l'action de ce micro-organisme : de là le traitement qui doit être curatif, prophylactique.

Le traitement curatif considéré seulement par nous dans ses grandes lignes doit : alcaliniser la salive (toujours acide), combattre les phénomènes inflammatoires locaux, surveiller et entraver les complications, soutenir l'état général.

Après l'amendement des phénomènes morbides, on pourra alors, sans crainte de créer de nouvelles portes d'entrée au virus compléter le traitement médical institué dès le début par les soins de petite chirurgie (Extraction du tartre, des racines nécrosées et des dents trop cariées. Traitement des caries). Pour éviter le retour de semblables phénomènes, pour les prévenir on s'adressera au traitement prophylactique.

Les antiseptiques devenus inutiles seront évités afin de ne point provoquer l'irritation de la muqueuse buccale ou de l'entretenir. On se trouvera bien de l'emploi du savon blanc de bonne qualité et de la brosse pour le nettoyage quotidien des dents ; et si l'on préfère quelque chose de plus agréable, voici une formule de poudre que nous devons à M. Paul Thiéry :

Carbonate de soude........	de chaque 10 grammes.
Carbonate de chaux........	
Carbonate de magnésie.....	
Acide borique..........	
Chlorate de potasse........	
Carmin	Q. S.

parfumé à la menthe ou à la poudre d'iris.

Ajoutons qu'il sera bon de conseiller la suppression de l'usage du tabac (1) et de l'alcool.

---

(1) Blatin A. Rech. physiol. et clin. s. la nicotine et le tabac Paris. (Baillière). 1870. p. 100.
Depierris. Le Tabac. Paris (Flammarion). 1898. p. 160+3.

CONCLUSIONS

Notre étude philosophique des stomatites nous conduit par le raisonnement aux conclusions suivantes :

I

Toutes les affections décrites sous le nom de stomatites sont identiques : bien que « de cause générale elles ne prennent naissance que sous l'influence d'une cause locale ». (1)

II

Leur cause commune est le polycrobisme buccal.

III

Suivant leur évolution anatomique, clinique, étiologique et leurs caractères spécifiques (2), elles prennent des qualificatifs différents.

IV

Elles nous paraissent donc soumises à la loi philosophique de l'unité par leur anatomie pathologique, leur clinique et leur étiologie.

V

La thérapeutique peut s'inspirer de cette donnée.

---

(1) Georges Petit. La stom. blenn. art. Ind. méd. 13. XII. 1899, p. 394.

(2) A. Trousseau Clin. méd. 2e Edit. T. I. XXIe leçon, p. 465.

BIBLIOGRAPHIE

Nous citons dans ce chapitre tous les auteurs que nous avons consultés; avec les renseignements nécessaires pour retrouver les passages cités ou interprétés.

A

ABADIE. — Accid. de la 1re dentit., Th. Paris. Jouve. 1898.

ANDRÉ. — De la sialorrhée. Th. Paris. 1885. n° 195.

ARGUELLO, — Des stom. fétides ds. les intox. par le Pb., l'As., et le Ph. Th. Paris, Parent. 1878.

ARTAULT. — (de Vevey). Trois cas de stom. érucique (chenilles). Com. soc. biol. 2. II, 1902. in Méd. mod. 1901. n° 6.

ARTHAUD. — Et s. la stom. aphteuse et sur son infl. dans l'ét. des mal. chron. art. Prog. méd, 23 II. 1901.

AUSSET. — (de Lille). Acc. de la dentit. — Indép. méd, 1898. n° 4.

B

BARBIER. — Les Complic. de la Rougeole (Bibl. méd. Charcot Debove). — p. 105+110.

BERGERON. — De la stom. ulc. des soldats div. Paris. Labé. 1859.

BLATIN A. — Rech. physiol. et clin. s. la nicotine et le tabac, Paris. Baillière. 1870 — p. 100.

BONTEMS. — de la Gingivite. Th. Paris. Parent. 1880. p. 18+22.

BRITON. — Constr. perm. des mâchoires. Th. Paris. Jouve. 1892.

C

Carrière-Montjosieu. — Contr. à l'ét. du Noma au c. de la fièvre thyphoïde. Th. Paris. Rousset. 1904 (p. 59).

Caubet. — Manifest. et complic. bucc. de la rougeole chez les enfants. Th. Paris. Steinheil. 1889. (Observ.)

Chavigny. — Angine de Vincent. Et. Indép. méd. 1891. p. 41.

Chompret. — Ess. sur les gingiv. infect. Th. Paris. Soc. d'Ed. scient. 1895.

Choquet. — Qq. considér. sur le leptotrix buccalis. Broch. 1890.

Clémenceau de la Loquerie. — Leucoplasie bucc. Paris. Maloine 1893. p. 8.

Coffinas. — Séméiol. de la langue dans les mal. infect. et tox. Th. Paris. Maloine. 1898.

Cohendy. — Traitt. du muguet chez le nouv. né. Th. Paris. Vigot. 1899.

Collet. — Pr. de Pathol. int. II. p. 345+367. Paris. Doin. 1901.

Courmont. — Pr. de Bactériol. divers. Paris. Doin. 1903.

Courtois-Suffit. — Le phosphorisme professionnel. Art. Pres. méd. 3 mai 1899.

Coutemoine. — La stom. ulc. membr. chez les personnes âgées. Observ. I. p. 28. Th. Paris. Derenne. 1881.

Cruet. — Hyg. et Thérap. des mal. de la bouche. p. 57+87. Paris. Masson. 1899.

D

Deguy. — Stom. diphtéroïde impétig. de l'enfance. Art. Journ. des Prat. 5 août 1899.

Demelin et Bouchacourt. — Trois cas de tors. du maxil. infér. chez des nouv. nés. Com. Soc. d'Obst. 7-VII-1904. Pres. Méd. 1904. n° 58.

Duchateau. — Constrict. perman. des mach. de c. dentaire. Th. Paris. Derenne. 1883. n° 341.

F

Forgue. — Pr. Pathol. ext. Paris. Doin. 1902. T. I, p. 1+23.

Fournier A. — Leucoplasie bucc. Art. Méd. mod. 24-XII. 1898.

Frey. — Le terrain en Odontol. Et. L'Odontol. 15. I. 04. p. 19.
— Monog. de la dent de six ans. Th. Paris. Soc. d'Ed. scient. 1896. p. 20.

Friteau — Adénites géniennes. Art. L'Odont. 29. II. 04. p. 177.

G

Gaillard — Un cas de Noma. Art. Rev. de Stom. sept. 1902.

Galippe — Gingivo-Stom. Journ. des Conn. méd. 1890 Ext.
Tartre. Journ. des conn. méd. 1886. Ext.

Gampo — Les micro-organ. de la bouche des nouv. nés. Ann. de méd. 15 déc. 1899.

Gestat — Forme de la stom. ulc. membr. ds. le cours de la scarlat. Observat. Th. Paris. Jouve. 1893.

Gilbert — Microbisme saliv. normal. Com. Soc. Biol. 20. II. 1904.

Grellety-Bosviel — Contr. à l'ét. des altér. de la bouche ds. le cours de la F. typh. Observ. p. 28. Th. Paris. Jouve. 1889.

Grisolle — Tr. de Pathol. int. 3e Ed. 1852. t. 1 p. 200 + 213. t. II p. 249 + 252.

Guérin Ch. — Contr. à l'ét. clin. de la bouche ds. la rougeole p. 15. Th. Paris. Vigot. 1904.

H

Hirtz — Les stom. urém. et br. diagn. Lec. clin. sem. méd. 2 avril 1902. p. 109.

Hugenschmidt — Et. expérim. des proc. de déf. de la cav. Bucc. contre l'invas. des bact. pathog. Div. Th. Paris. Steinheil. 1896.

J

Jamon — Affect. dent. et fonct. génit. chez la femme. Art. France méd. 2 oct. 1897.

Janet Paul — Tr. de Philos. Paris. Delagrave. 1899. p. 440 + 480.

Jeannin — Fore bucc. du Nouv. né. Comm. Soc. obstétr. de France. Avril 1904. in Pres. méd. 1904. t. I, n° 33.

Josias — Transmis. de la F. aphteuse p. le lait. Com. Acad. 27 mai 1902.

K

KELSCH — Stom. ulc. membr. épid. Pathogénie et pathol. gén. Com. Acad. Bull. Acad. Masson 26 Juil. 1904.

L

LAURENT. — Enquête p. la recherche des causes d'altér. du syst. dent., Art. La Norm. méd. 1er XI-1899. p. 524.

LEBEDINSKY — Gingivo-stom. et polymicr.bucc. Th. Paris. Carré 1898.

— Adénites géniennes. Art. Arch. de Stom. 1902. n° 8.

LEBON — La stom. herpétique chez les Enf. Th. Paris. Soc. d'Edit. scient. 1893. Concl. p. 67.

LECLERQ — Diagn.différ.et trait.des stom. infant. Art. du journal de méd. de Paris reproduit par le monde dent. (Oct. 1899 p. 317.) sans indic. de date.

LESUEUR — Rech. sur la stom. ulc. memb. Th. Paris. Jouve 1900. p. 79.

LÉVY F. — Séméiol. des Stom. Art. Gaz des Hôp. 4 juin 1904.

LŒFFLER, — (de Berlin) Bactériol. de la F. aphteuse. Comm. Congrès d'Hyg. de Madrid 19+17 avril 1898. Voir Indép. méd. du même mois.

LYON G. — Tr. de clin. thérap. 3e Ed. Paris Masson 1899 p. 25+34.

M

MAGITOT. — Gencives. Dict. encycl. Dechambre IVe série. T. VII. 1re Partie, p. 251.

MANASSE. — Trait. opér. du trismus cicatr. Com. Pres. méd. 27. 7. 1904.

MENDEL J. — Morphol. du Leptotrix racemosa. Art. Odont. 30. 12. 03. p. 655. et Pres. méd. 1904. n° 33.

MONIER. — Contr. à l'ét. pathogén. des infect. dent. Th. Paris. Steinheil. 1904.

MORHANGE. — Gingivite expuls. Et. et. trait. Th. Paris. Carré. 1900.

MOYNAC.. — Man. de Pathol. gén. et de diagn. Paris. Steinheil. 1898. p, 5+205.

N

NIL-FILATOW. — Diagn. et Sém. des mal. de l'Enfance. Paris. Rueff. 1898. p. 81 et suiv.

NICLOT ET MAROTTE. — L'Angine (et la stom.) de Vincent Art: méd. mod. 5. 6. 1901.

P

PATIN. — Et. sur les sympt. de début de la tub. pulmon., du liseré gingival Th. Paris. Jouve. 1895. p 23.

PETIT GEORGES. — Notes de Cours.

— Psoriasis lingual Art Odont. 1898 n° 20 p. 323.

— Stom. blennor. Art. Indép. méd. 13. 12. 1899. p. 394.

— Stom des tub. Art. Rev. Intern. de Tub. n° 11. 1903. p, 847.

— Eros. dent. et tub. — Tub. infant. du 15. XII. 1898.

PETIT H. C. -- Contr. à l'ét. du scorbut. Th. Paris. Steinheil 1890. Observ. p. 43.

PÉTRE. — Contr. à l'et. de la stom. apht. infect. Th. Paris Soc. d'Ed. scient. 1894. Concl. p. 40.

PINEAU. — Le Mug. infectieux et le mug. infectant. Th. Paris. Jouve 1898. p. 61.

PROST. — Et. et trait. de la stom. mercurielle. Th. Paris. Jouve. 1902.

POULAIN. — Contr. à l'ét. des stom. ds. l'enf. Th. Paris. Steinheil. 1892. p. 44.

R

RENAULT. — Stom. tard. chez un phtisique. Observat. Comm. soc. de derm. et syphil. 11. II. 1887.

RICHARD-CHAUVIN ET PAPOT. — La Gingivite. Ess. de class. comm. in Odont. 1890 avril. mai. juillet.

ROCHÉ. — Transmissib. de la cocotte à l'hom. Etude de pathol. gén. Art. Prog. méd. 15. 11. 1902.

S

SCHNITZLER. (de Vienne). — Microbisme latent. Art. Rev. des Hôp. mai 1899.

SÉBILEAU P. — Diff. formes de la septic. bucc. Art. Pres. méd. 16 Fév. 1901.

SÉE M. — Le Gonocoque. Th. Paris. Alcan 1896. p. 169.

T

TARRADE. — de la tub. inoculée p. la muq. bucc. Th. Paris. 1897.

TELLIER J. — Lés. des dents et de la muq. gingiv. ds. les div. diathèses. Com. L'Odont. 1898. n° 18. p. 235.

THOMAS TH. — Antis. appl. au trait. des aff. parasit. de la bouche et des dents. — Rôle des micro-org. Th. Paris. — Steinheil. 1891. p. 73 + 93.

TORDEUS. — La Stomacace. Art. Clin. Hôp. Bruxelles 5 mai 1898.

TRABUT. — Pr. de Bot. méd. Edit. 1891. p. 398.

TRICHET. — Rap. entre les affect. de la muq. buc. et l'état des dents Th. Paris. 1884.

TROUSSEAU A. — Clin. méd. de l'Hôtel-Dieu de Paris, 2e Edit. 1865 : diphtérie buccale, 20e leçon p. 380. Muguet, 21e leçon, p. 454. Spécificité 22e leçon p. 464. Contagion 23e leçon p. 482 du Tome I.

V

VERCHÈRE. — La Blennor. chez la femme. Paris. Rueff. 1894. T. II. p. 160.

VIAU G. — Act. sept. du tartre in Product. de la gingivite. Art. Odont. déc. 1891.

VIAULT ET JOLYET. — Tr. élém. de physiol. hum. 3e Edit. Paris Doin. 1898. Chap. Protopl. et. Cell..

W

WEILL E. — Préc. de méd. inf. Paris. Doin. 1900. p. 238+262. Traitt. du Noma. Art. Méd. mod. 3. 4. 1897.

WOLFF. J. — Exiguité congén. de la mach. infér. Comm. soc. méd. de Berlin. 3 mars 1897. in Indép. méd. 1897. n° 12.

Z

ZADOK. — Stom membr. mortelle (Scarlatine) Observ. in Journ. de thérap. et de clin. inf. 27.1.1898.

TABLE DES MATIÈRES

Saint-Amand Cher. — Imp. Daniel-Chambon

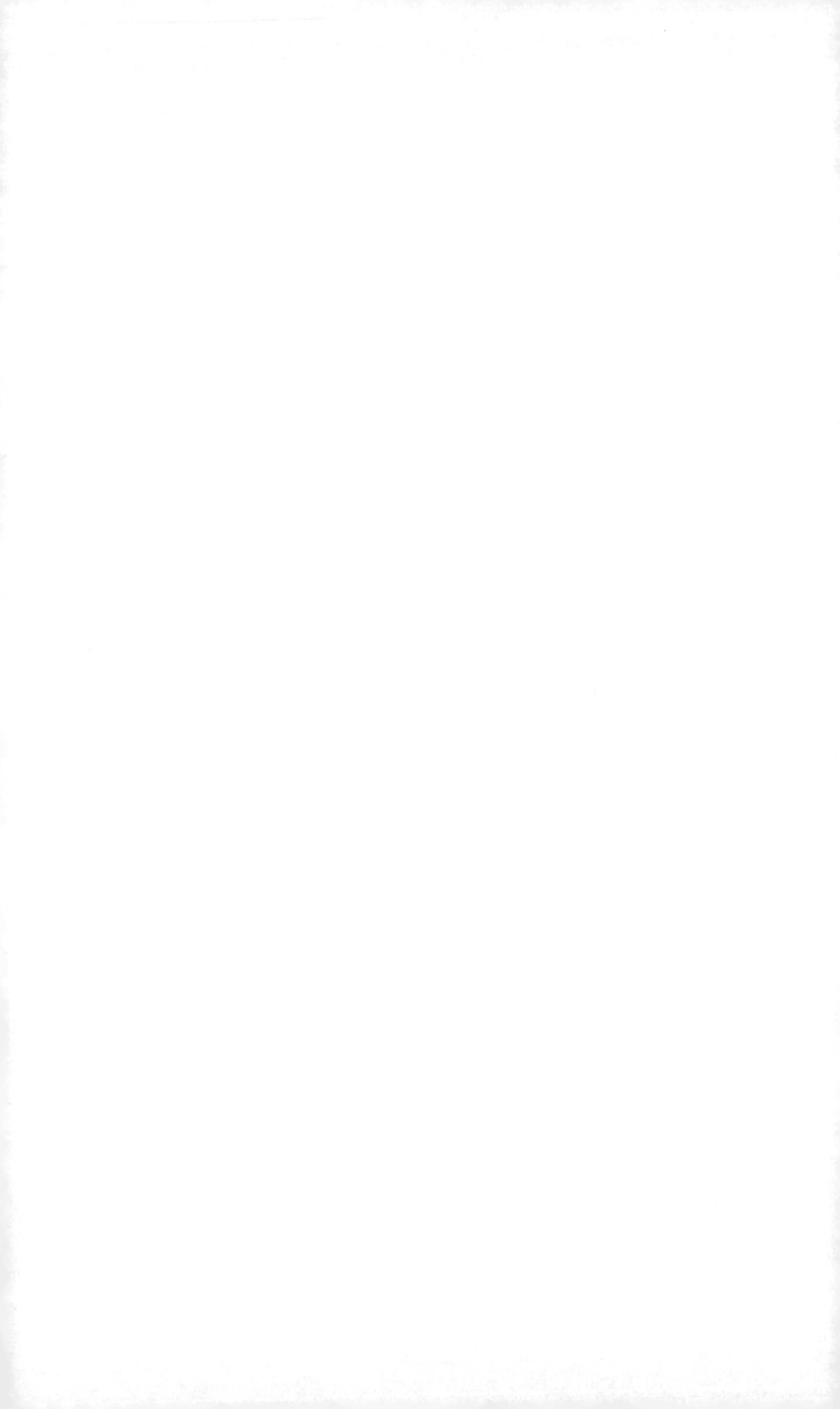

www.ingramcontent.com/pod-product-compliance
Ingram Content Group UK Ltd.
Pitfield, Milton Keynes, MK11 3LW, UK
UKHW021020200726
13857UKWH00004B/1504